BEI GRIN MACHT SICH IHR
WISSEN BEZAHLT

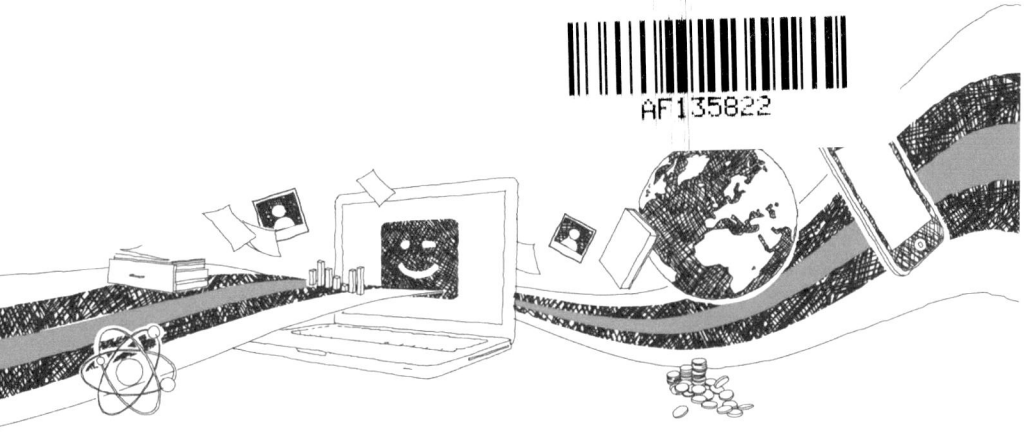

AF135822

- Wir veröffentlichen Ihre Hausarbeit,
  Bachelor- und Masterarbeit

- Ihr eigenes eBook und Buch -
  weltweit in allen wichtigen Shops

- Verdienen Sie an jedem Verkauf

Jetzt bei www.GRIN.com hochladen
und kostenlos publizieren

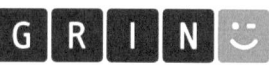

Möglichkeiten und Grenzen der Labordiagnostik

Florian Oschmann

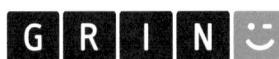

Bibliografische Information der Deutschen Nationalbibliothek:

Die Deutsche Nationalbibliothek verzeichnet diese Publikation in der Deutschen Nationalbibliografie; detaillierte bibliografische Daten sind im Internet über http://dnb.d-nb.de abrufbar.

ISBN: 9783346412560
Dieses Buch ist auch als E-Book erhältlich.

Druck und Bindung: Books on Demand GmbH, Norderstedt Germany
Gedruckt auf säurefreiem Papier aus verantwortungsvollen Quellen

Das vorliegende Werk wurde sorgfältig erarbeitet. Dennoch übernehmen Autoren und Verlag für die Richtigkeit von Angaben, Hinweisen, Links und Ratschlägen sowie eventuelle Druckfehler keine Haftung.

Das Buch bei GRIN: https://www.grin.com/document/1019592

HAUSARBEIT MODUL PRINZIPIEN NATURHEILKUNDLICHER THERAPIEN

Studiengang B. Sc. Naturheilkunde und komplementäre Heilverfahren

Thema:

Übersicht Möglichkeiten und Grenzen der Labordiagnostik

Vorgelegt von: Oschmann, Florian

Abgabe am: 19.02.2021

Inhaltsverzeichnis

1 Einleitung

Diese Ausarbeitung beschäftigt sich mit den Möglichkeiten und Grenzen der Labordiagnostik. Es werden Laborwerte auszugsweise vorgestellt, sowie einige Vergleiche zwischen den verschiedenen diagnostischen Methoden aufgezeigt. Die Arbeit basiert auf medizinischer Fachliteratur d.h. es werden aktuell geltende Lehrmeinungen erfasst und wiedergegeben. Auch wissenschaftlich verwertbare und fachlich kompetente Internetquellen werden herangezogen um der Aufgabenstellung gerecht zu werden. Namhafte Labore werden genannt und ein Fazit schließt die Hausarbeit ab.

2 Allgemeines zur Labordiagnostik

Das Ziel einer vernünftigen und effektiven Labordiagnostik ist es, schnell auf schonende und ergiebige Weise zur Diagnose zu gelangen und somit die Belastung möglichst gering zu halten, um den Patienten dabei zu bestmöglich zu schonen (Dormann, Heer, Isermann, 2014). Auch Neumeister (2018) betont in Bezug auf eine rationelle Labordiagnostik, dass es wichtig ist, den Aufwand zu optimieren und Kosten, welche sich ergeben, gering zu halten. Sie fordert gleichzeitig den gezielten Einsatz von diagnostischen Methoden und deren Ergänzung untereinander. Die apparative sowie die Labordiagnostik sollen sich in einer Art Mixtur gegenseitig ergänzen. Dabei untersucht eine qualitative Analyse die Zusammensetzung einer Probe bzgl. der An- oder Abwesenheit eines bestimmten Stoffes, sie liefert eine Entscheidung über positiv oder negativ. Eine teil-quantitative Analyse liefert einen annähernden Grobwert hinsichtlich der Menge einer Substanz in einem Stoffgemisch, wie Sprenger und Arndt (2009) festhalten.

Die medizinische Labordiagnostik umfasst nach Antwerpes, Lazar und Ostendorf (2020) die Untersuchung von Körpermaterialien durch visuelle, chemische oder immunologische Analysen, weithin unter Zuhilfenahme automatisierter Verfahren. Sie dient der Beobachtung und Exploration von Erkrankungen bzw. der Verlaufs- und Therapiekontrolle durch Untersuchungswerte und ist der Fachbereich bzw. das Sachgebiet der Labormedizin.

3 Routinelabor: Werte, Zugehörigkeit, Beispiele

Unter diesem Punkt werden einige organspezifische Werte nach Vieten (2009) genannt und kurz stichpunktartig erläutert.

Leberwerte:

[Gamma GT] - spezifischer Parameter für Störungen des Lebergewebes und des Gallengangssystems, welche schon bei leichten Leberschäden deutlich erhöht ist. Hohe Werte bei Cholestatse und Alkoholismus.

[ALT] – erst bei schweren Leberschäden erhöht, dafür aber äußerst Leber-spezifisch

[Alkalische Phosphate] – nicht Leber-spezifisch, auch in Dünndarm, Knochen, Nieren. Kann bei Cholestase und Cholangitis, Leberschäden oder Tumorerkrankungen erhöht sein.

[Bilirubin] - meist direktes bei Störung des Gallenabflusses durch Steine, Entzündungen, Tumoren, Parasiteninfektionen erhöht.

Nierenwerte:

[Kreatinin] – Abbauprodukt des Muskelkreatins, vom Muskel ins Blut abgegeben und über Niere ausgeschieden. Wert hängt von Nierenfunktion und Abbau von Kreatin zu Kreatinin ab (z.B. durch Muskelarbeit).

[Harnstoff (im Blut gemessen)] – Hauptabbauprodukt des Proteinstoffwechsels, entsteht durch Abbau von Ammoniak. Konzentration hängt von Nierenfunktion, Eiweißzufuhr und allg. Stoffwechsellage ab. Anstieg bei katabolischer Stoffwechsellage.

Herzwerte:

Werden in erste Linie bei v. A. Herzinfarkt bestimmt, daher eher für Notarzt/Arzt relevant. Beispiele sind Kreatinkinase, Troponine und Myoglobin.

Schilddrüsenwerte:

[TSH] – Relevant bei Hyper- und Hypothyreose.

[T3 und T4] – Meist Frage nach freiem T4 wichtiger und aussagekräftiger.

Bauchspeicheldrüse:

[Amylase] – In Speichel und Bauchspeicheldrüse gebildet. Kommen kaum im Blut vor. Bei Vorkommen = Hinweis auf Erkrankung des Pankreas.

Knochenmarker:

[Kalzium] – Größtenteils in Knochen gebunden. Zu Hohe Werte in Blut und Urin können vermehrten Abbau aus Knochen anzeigen.

4 Möglichkeiten der Labordiagnostik

4.1 Untersuchungsmaterialien

Diese Tabelle zeigt eine Übersicht der geläufigen Untersuchungskomponenten.

Körperflüssigkeiten	Körperausscheidungen
Blut	Urin
Serum	Stuhl
Liquor	Sputum
Sperma	

Tab.1: Übersicht Materialien in Anlehnung an Antwerpes et. al. (2020).

Taunusstein erweitert diese Einteilung 2013 durch Vollblut, Plasma (Blut), 24 h Sammelurin, Haare, Punktate und Abstriche.

4.2 Normwerte Blut

Die Folgende Übersicht zeigt eine Auswahl wichtiger Normwerte bei Erwachsenen. Diese Werte können als Grundlage für die Praxis aber auch für die amtsärztliche Kenntnisüberprüfung dienen.

Parameter	Referenzbereich
Erythrozyten	3,80-5,20/pl Frauen (f) 4,60-5,90/pl Männer (m)
Hämatokrit	35-45% f 40-50% m
Hämoglobin	12-16g/dl f 14-18 g/dl m
Leukozyten	4000-10000/μl
MCH	28,0-35,0 pg f 27,0-32,0 pg m
MCV	85-98 fl
Neutrophile	50-70%

Alkalische Phosphate	35-104U/l f 40-129 U/l
Bilirubin direkt	<0,05-0,3 mg/dl
Bilirubin gesamt	<0,2-1,1 mg/dl
Bilirubin indirekt	<0,8 mg/dl
Cholesterin	<220 mg/dl
GOT (AST)	<35 U/l f <50U/l
LDL-Cholesterin	<150 mg/dl
Eisen	60-140 µg/dl f 80-150 µg/dl m
Ferritin	22-180 ng/ml
Thrombozyten	140000-350000/µl
TSH	0,55-4,78 mU/l
fT 3	2,0-4,20 ng/l
fT 4	8,0-17,0 ng/l
Kreatinin	0,5-1,1 mg/dl f 1,3 m
Quickwert	70-100%

Tab. 2: Auswahl Normwerte nach Herzog, Lang & Sengebusch (2013).

Der Normwert für Kreatinin wird auch mit <0,9 mg/dl für Frauen und <1,1 mg/dl bei Männern angegeben und sein Anstieg im Serum erfolgt erst ab einer Regression der Nierenfunktion von über 50-60% (Roeder & Krautzig, 2014).

„Albumin, Cholinesterase, Cholesterin und Gerinnungsfaktoren (Quick) sind ↓ bei Leberschaden" (Preuss & Krautzig, 2014, S. 94).

4.3 Normwerte Urin

Die dritte Übersicht zeigt den normalen Urinstatus.

Untersuchungsvariable	Wert
Leukozyten	< 25 Leu/mikrol
Erythrozyten	2 Erys/mikrol
Plattenepithelien	keine
Rundepithelien	keine
Bakterien	keine
Nitrit	0 mg/dl
pH-wert	6 bis 7
Eiweiß	< 10 mg/dl
Glucose	0 mg/dl
Aceton	0 mg/dl

Tab.3: Urinstatus in Anlehnung an Böhmker, Fink & Antwerpes (2021).

5 Weitere Vergleiche und ausgewählte Beispiele

5.1 Vergleich - Speicheltest vs. Bluttest bei Hormonen

„Die Hormonbestimmung aus dem Speichel bietet einige Vorteile gegenüber der aus dem Blut: „Im Speichel kann die Konzentration der freien, biologisch aktiven Hormone gemessen werden, im Blut sind die Steroidhormone zum Großteil inaktiv" (Krause, Rüffer, Eckert & Niebling, 2014, S. 100). Als vorrangiges Anwendungsgebiet der Speichelanalyse wird von Bieger (2015) die Ermittlung z.B. von Cortisol in der Stressmedizin, der biologischen Psychiatrie und Psychologie genannt. Bögel (o.J.) bezeichnet den Speicheltest als zentr ales Instrument, um die biologisch aktiven Hormonkonzentrationen zum Messzeitpunkt zu ermitteln. „Damit ist über den Speichel im Gegensatz zur Blutuntersuchung die tatsächliche Hormonaktivität abbildbar" (Krause et. al., 2014, S. 100). Da zwischen Blut und Speichel ein fortlaufender Austausch stattfindet diffundieren Moleküle vom Blut in Richtung des Speichels (Krause et. al., 2014). Im Blut sind insbesondere Steroidhormone an Trägerproteine (Carrier) gebunden (Bieger, 2015), lediglich ungebundene können in den Speichel eintreten, wie Krause et.

al. (2014) anmerken. Dies erklärt den Vorteil einer Speichelanalyse und verdeutlicht den höheren Nutzen der Speicheluntersuchung bzgl. des Hormonstatus. Der Speicheltest kann daher auch als die unkompliziertere und genauere Messung bezeichnet werden (Bögel, o.J.).

Auch „Beim Vergleich mit der nächtlichen Bestimmung von Cortisol im Serum und Urin schneidet Speichelcortisol mit 86 % Sensitivität und 100 % Spezifität sehr gut ab" (Bieger, 2015, S. 11).

Die Simplizität, die schonende und stressfreie Prozedur der Speichelsammlung im Vergleich zu einer venösen Blutentnahme wird von mehreren Autoren ausdrücklich betont (Bieger, 2015; Achtzehn, Broich & Mester, 2017).

Vorteile der Speichelanalyse

Hohe Flexibilität
Sequentielle Analysen
Pulsatile Sekretion
Biologisch aktive, freie Hormone
Topische HRT/BHT
Nachteile
Hohe Anforderungen an Analytik und Präanalytik
Matrixstörungen (Mucus, Blut)
Pulsatile Schwankungen
Mangelnde Validierung

Übersicht 1: Vorteile der Speichelanalyse (Bieger, 2015).

5.2 Labordiagnostik bei Diabetes mellitus

Am Beispiel des Diabetes mellitus wird nun komprimiert aufgeführt, dass auch eine Kombination mindestens zweier Untersuchungsmethoden bei der Diagnose sowie Behandlung einer Krankheit sinnvoll sein kann.

Sobald Urinzucker festgestellt wird ist dies mit einem Diabetes mellitus gleichzusetzen. In der Blutuntersuchung ist allerdings eine Spannweite bis 120 mg/dl möglich, ab 140 mg/dl im Tagesverlauf wird er Verdacht auf Diabetes gestellt (Herzog et. al., 2013). Das sogenannte HbA1c ist eine Unterform des Hämoglobins von Erwachsenen welcher verwendet wird, um den durchschnittlichen Zuckergehalt im Blut von Diabetikern zu ermitteln. Da er Rückschluss auf die Blutzuckerkonzentrationen eines längeren Zeitraums zulässt, nennt man HbA1c umgangssprachlich auch Blutzuckergedächtnis (Machetanz & Rudolf-Müller 2017). Herzog et. al. (2013) nennen den Grenzwert bis 7%. Hieran ist gut zu erkennen, dass bei Diagnose, Verlauf und Kontrolle einer Krankheit auch Urin- und Blutuntersuchung gemeinsam sinnvoll sein können. Des weiteren weisen Studien darauf hin, dass metallinduzierter oxidativer Stress an der Entwicklung eines Diabetes Typ 2 beteiligt sein kann (IMB, o.J.).

5.3 Nachweis von Quecksilber (Hg) mittels Labordiagnostik

Der Nachweis von Schwermetallen insbesondere von Quecksilber bzw. Amalgambelastungen gehört nicht zu einem standardmäßigen Routinelabor. Daher soll nun eine Art Exkurs in dieses Gebiet erfolgen.

Schwermetalle gelangen durch die Umwelt und durch Nahrungsmittel in den Körper und auch die kontinuierliche Freisetzung von Metall-Ionen aus Dentallegierungen wird von mehreren Autoren (Kirkamm & Martin, 2014; Mutschler, 2018) angegeben und teilweise sogar als unbestritten betrachtet. Um den Nachweis einer Quecksilber-Vergiftung zu erbringen stehen je nach Zeitpunkt und Menge der Vergiftung sowie des Aufbaus des Quecksilbers (anorganisch - organisch) einige verschiedene Untersuchungsmethoden zur Verfügung. Dazu zählen unter anderem Urin-, Blut- oder auch Haarproben (Gumpert, 2020). Der Nachweis einer chronischen Belastung sollte nicht im Blut erfolgen, da der Körper versucht ist die Metalle möglichst schnell aus dem Blut zu entfernen. Eine Chelatierungsinfusion mit anschließender Untersuchung des Urins (mind. zwei Stunden nach Infusion zu sammeln) wird von Mutschler (2018) als die günstigere Vorgehensweise, um Schwermetalle im Körper zu detektieren angesehen. Aufgrund der nur kurzfristigen Zirkulation von Schwermetallen entziehen sich diese der Nachweismöglichkeit durch spontan entnommene Blut- und Urinproben, daher ist eine ausschließliche Bestimmung im Vollblut, Serum oder Urin nur bei Verdacht auf eine akute Vergiftung sinnvoll, wie Kirkamm & Martin (2014) festhalten. Dass Quecksilber im Blut die kurzzeitige Exposition wiedergibt bestätigen Meißner & Arndt 2019. Der Referenzbereich im Vollblut Erwachsener liegt bei 2,0 mg/L (bei Ernährung mit bis 3-mal Fisch/Monat) und im Urin bei 1,0 mg/L bei Patienten ohne Amalgamfüllungen (Meißner & Arndt, 2019). Als weitere Angabe für Toleranzbereiche von Hg im Urin ist ein Wert von 200ng/ml und für Grenzwerte im Serum 20ng/ml zu finden (Ziegler & Ziegler, 1983). „Es steht außer Zweifel, dass Metall-/Metalloidgehalte in Kopfhaaren grundsätzlich eine erhöhte Exposition anzeigen können" (Kommission „Human-Biomonitoring", 2005, S. 247). Allerdings ist dabei zu beachten, dass Haarproben auch durch exogene Kontamination auffällig sein können (Kommission „Human-Biomonitoring", 2005). Dennoch halten Mutter, Naumann, Walach & Draschner (2006) Haaranalysen für gut geeignet, um eine Belastung mit Methyl-Hg anzuzeigen, da das Blut das langsam wachsende Haar ernährt und das Haar auch Belastungen mit anorganischem Hg aus Hg-Dampf anzeigt. Auf Alarmwerte in Haaranalysen wird allerdings nicht näher eingegangen, da repräsentative Studien zu Quecksilbergehalten in Haaren für Deutschland fehlen (Kommission „Human-Biomonitoring", 2005).

5.4 Nachweis von Pilzen mittels Labordiagnostik

Mögliche Veränderungen der Mikroflora im Darm können dessen Infektion u.a mit Pilzen sein (Kirkamm & Martin, 2014). Eine solche Infektion kann auch aus einer zuvor vorgestellten Schwermetallbelastung hervorgehen, oder durch diese begünstigt werden. Vor allem ein Candida-Befall wird anscheinend einer chronischen Schwermetallbelastung zugeschrieben (Arndt, o.J.). Dies wird 2004 durch die Kommission „Methoden und Qualitätssicherung in der Umweltmedizin" teilweise bestätigt, indem Studien, welche vermehrten Candida-Befall bei Teilnehmern mit Goldimplantaten (dental) zeigten, ausdrücklich erwähnt werden. Weitere Auslöser können nach Henker & Laaß (2007) bspw. Motilitätsstörungen, schwere Traumen, Diabetes mellitus, Granulozytopenie, da diese Blutzellen für die Kontrolle der Candidapilze verantwortlich sind oder maligne Erkrankungen mit immunsuppressiver Therapie sowie angeborene oder erworbene Immundefekte sein. Candida wird als polymorpher Hefepilz beschrieben (Stöcker, 2019). Der Befall kann mittels Stuhluntersuchung festgestellt werden. „Erst Keimzahlen von mehr als 104 Hefen/g Stuhl sind als suspekt, Keimzahlen von mehr als 106 Hefen/g als pathologisch zu werten" (Henker & Laaß, 2007, S. 13). Über die Infektion des Darmes hinaus sind Candidainfektionen der Haut und der Schleimhäute sowie tieflokalisierte Candidosen nach hämatogener Ausbreitung (häufig in der ausgestreuten Form) seit langem beschrieben (Kommission „Methoden und Qualitätssicherung in der Umweltmedizin" (2004).

Die Kombination von mehreren Untersuchungsmethoden wird als nötig betrachtet, um im Fall einer invasiven Pilzinfektion zur Diagnose zu kommen. Bei solchen invasiven Infektionen kann es sich auch um Fadenpilzinfektionen (z.B. Aspergillus) handeln, die außerhalb des Verdauungstraktes vorkommen können. Der Nachweis von Pilzen im Blut ist prinzipiell möglich, wird aber als wenig sensitiver Marker für invasive Pilzinfektionen betrachtet. Die Harnkultur kann allerdings eine wichtige Zusatzinformation liefern (Willinger, 2007).

6 Anbieter bzw. Labore für die Kooperation

Hier erfolgt nun eine kurze Nennung und Vorstellung ausgewählter Kooperationslabore. Das IMB Labor Berlin bietet mehrere Fachbereiche und spezielle Kompetenzen. Das SYNLAB Augsburg bietet zahlreiche Leistungen an zahlreichen Standorten. Die Labore Biovis´ Diagnostik MVZ GmbH und enterosan® Labordiagnostik bieten als bewährter Kooperationspartner für Ärzte und Heilpraktiker auch Fortbildungsseminare.

Auch regionale kleiner Labore wie Medlab Arnold Analytik arbeiten intensiv mit Ärzten aller Fachrichtungen zusammen (Medlab, 2019).

7 Fazit

Die Labordiagnostik soll ökonomisch und schonend für den Patienten sein. Es stehen zahlreiche Möglichkeiten für die Untersuchung von Körperflüssigkeiten und Körperausscheidungen zur Verfügung. Oft kann es zielführend und sinnvoll sein mehrere dieser Optionen zu kombinieren um der Diagnose und einer optimalen Behandlung näher zu kommen, aber auch um laufende Behandlungen zu kontrollieren. Die Kombination mehrerer Möglichkeiten kann besonders dann nützlich sein, wenn eine andere Methode an ihre Grenzen stößt. So können z.B. Halbwertzeiten von nachzuweisenden Substanzen in einem Untersuchungsmaterial länger andauern, als im anderen, was dem Therapeuten von Nutzen sein kann.

Literaturverzeichnis

Achtzehn, S., Broich, H. & Mester, J. (2017). Hochleistungs- und Spitzensport. In P. B. Luppa & R. Junker (Hrsg.), *POCT – Patientennahe Labordiagnostik, 3. Aufl.* (S. 227-241). Berlin: Springer.

Bieger, W. P. (2015). Diagnostik der Steroidhormone im Speichel [elektronische Version]. *OM & Ernährung, 152,* 10-16.

Dormann, A., Heer, C. & Isermann, B. (2014). *Laborwerte* (6. Aufl.). München: Urban & Fischer.

Henker, J. & Laaß, M. W. (2007). Pilze im Darm, was ist normal, was pathologisch?[elektronische Version]. *Pädiatrix, 2,* 13-16.

Herzog, M., Lang, E. & Sengebusch, J. (2013). *Differenzialdiagnose für Heilpraktiker: Kompendium mit Steckbriefen und Mind-Maps* (2. aktualisierte Aufl.). Stuttgart: Haug.

Kirkamm, R. & Martin, M. (2014). *Spezielle Labordiagnostik in der naturheilkundlichen Praxis* (1. Aufl.). München: Urban & Fischer.

Kommission „Human-Biomonitoring" (2005). Haaranalyse in der Umweltmedizin [elektronische Version]. *Bundesgesundheitsbl - Gesundheitsforsch - Gesundheitsschutz 2005, 48,* 246–250.

Kommission „Methoden und Qualitätssicherung in der Umweltmedizin" (2004). Pathogenetische Bedeutung der intestinalen Candidabesiedelung [elektronische Version]. *Bundesgesundheitsbl - Gesundheitsforsch – Gesundheitsschutz, 47,* 587–600.

Krause, D., Rüffer, A., Eckert, M., & Niebling, M. (2014). Hormondiagnostik im Speichel am Beispiel von Cortisol, DHEA und Melatonin [elektronische Version]. *Erfahrungsheilkunde, 63(02),* 100-106.

Meißner D., & Arndt T. (2019) Quecksilber. In: A.M. Gressner & T. Arndt (Hrsg.) *Lexikon der Medizinischen Laboratoriumsdiagnostik, 3. Aufl.* (S. 2022-2024). Berlin: Springer.

Mutschler, R. (2018). Mitochondrien im Mittelpunkt der Schwermetallausleitung. *Die Naturheilkunde, 1,* 26-29.

Mutter, J., Naumann, J., Walach, H. & Daschner, F. (2006). Risikobewertung Amalgam: Antwort auf Halbachs Kommentar. *Gesundheitswesen 2006, 68,* 1-15.

Neumeister, B. (2018). Tipps für die tägliche Arbeit. In B. Neumeister & B.O. Böhm (Hrsg.). *Klinikleitfaden Labordiagnostik, 6. Aufl.* (S. 2-22). München: Elsevier.

Preuss, R. & Krautzig, S. (2014). Leber. In M. Angstwurm & T. Kia (Hrsg.), *mediscript StaR 4: Gastroenterologie* (S. 92-130). München: Urban & Fischer.

Roeder, M. & Krautzig, S. (2014). Niere. In M. Angstwurm & T. Kia (Hrsg.), *mediscript StaR 6: Nephrologie, Wasser- und Elektrolythaushalt und Rheumatologie* (S. 2-55). München: Urban & Fischer.

Sprenger, H. & Arndt, T. (2009). Allgemeine und Spezielle Klinisch-Chemische Analytik. In H. Renz (Hrsg.). *Praktische Labordiagnostik: Lehrbuch zur Laboratoriumsmedizin, Klinischen Chemie und Hämatologie.* (S. 491-513). Berlin: Walter de Guyter.

Stöcker, W. (2019). Candida. In: A.M. Gressner & T. Arndt (Hrsg.) *Lexikon der Medizinischen Laboratoriumsdiagnostik, 3. Aufl.* (S. 513-514). Berlin: Springer.

Tanusstein, M. M. (2013). Labor. In E. Bierbach (Hrsg.). *Naturheilpraxis Heute: Lehrbuch und Atlas, 5. Aufl.* (S. 1371-1393). München: Urban & Fischer.

Vieten, M. (2009). *Laborwerte verstehen leicht gemacht.* Stuttgart: TRIAS.

Willinger, B. (2007). Trends und neue Entwicklungen in der Diagnostik von Pilzinfektionen. *Wiener Medizinische Wochenschrift, 157(19-20),* 476-481.

Ziegler, E. & Ziegler, B. (1983). Apparativ einfache im Urin mit flammenloser AAS. *Lab.Med., 7,* 150.

Internetquellen

Antwerpes, F., Lazar, M. & Ostendorf, N. (2020). *Labordiagnostik.* Verfügbar unter https://flexikon.doccheck.com/de/Labordiagnostik [12.02.2021]

Arndt, U. (o.J.). *Candida und Schwermetalle: Die Ursache von Candida-Pilzerkrankungen ist eine unerkannte Vergiftung mit Schwemetallen.* Verfügbar unter https://www.tools-of-life.at/wissen/entgiftung/candida-und-schwermetale/ [17.02.2020]

Bögel, G. (o.J.). *Hormone - Speicheltest vs. Bluttest.* Verfügbar unter https://www.heilpraktikerin-schwabach.de/erklaerungsversuch [16.02.2021]

Böhmker, F., Fink, B. & Antwerpes, F. (2021). *Normalwerte: Urinstatus.* Verfügbar unter https://flexikon.doccheck.com/de/Normalwerte#Urinstatus [12.02.2021]

Gumpert, N. (2020). *Quecksilbervergiftung.* Verfügbar unter https://www.dr-gumpert.de/html/quecksilbervergiftung.html#c190281 [05.02.2021]

IMD (o.J.). *Metallbelastungen können bei zahlreichen Volkskrankheiten eine Rolle spielen.* Verfügbar unter https://www.imd-berlin.de/spezielle-kompetenzen/metallbelastung.html [11.02.2021]

Machetanz, L. & Rudolf-Müller, E. (2017). *HbA1c.* Verfügbar unter https://www.netdoktor.de/laborwerte/haemoglobin/hba1c/ [13.02.2021]

Medlab (2019). *Medlab Arnold Analytik.* Verfügbar unter http://web2.cylex.de/reviews/viewcompanywebsite.aspx?firmaName=medlab+-+gesellschaft+f%c3%bcr+laboratoriumsanalytik+mbh&companyId=8235091 [12.02.2021]

Abbildungs- und Tabellenverzeichnis

Abbildungsverzeichnis

Tabellenverzeichnis

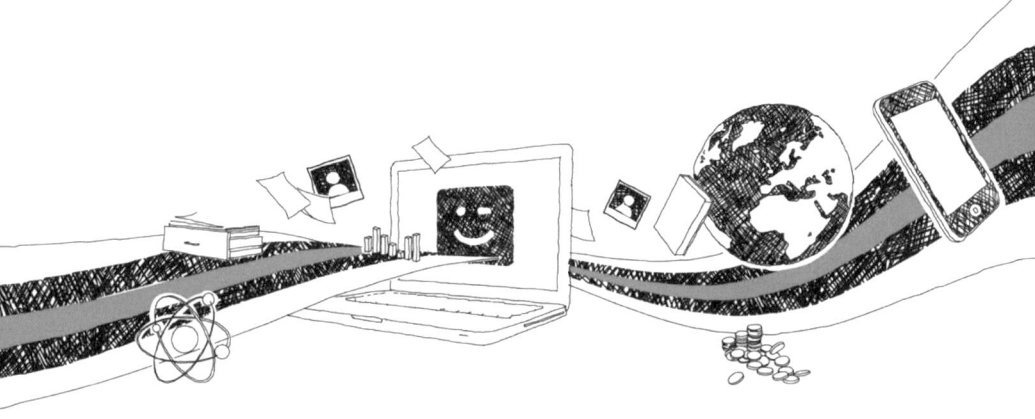
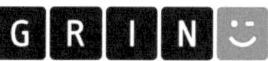